Te^7_{66}

CONSIDÉRATIONS

SUR L'IMPORTANCE

DES CONDITIONS NÉCESSAIRES

POUR ÊTRE BIEN GOUVERNÉ DANS LES MALADIES.

CONSIDÉRATIONS

SUR L'IMPORTANCE

DES CONDITIONS NÉCESSAIRES

POUR ÊTRE BIEN GOUVERNÉ DANS LES MALADIES,

Par M. De Reynal, *Docteur en Médecine, ancien Médecin en chef des Armées; ancien Professeur de Médecine clinique; d'Anatomie; de Physiologie expérimentale; de Médecine opératoire; de Pathologie externe et de maladies des os; Président du Comité central de la Société de Médecine, Chirurgie et Pharmacie du Département de l'Eure, Membre de celle d'Agriculture, Sciences et Arts du même Département, de plusieurs autres Sociétés savantes, etc., etc.*

Sit decens atque verax. Hor.

A EVREUX,

De l'Imprimerie d'Ancelle fils. — 1817.

CONSIDÉRATIONS

SUR L'IMPORTANCE

DES CONDITIONS NÉCESSAIRES

POUR ÊTRE BIEN GOUVERNÉ DANS LES MALADIES.

MONSIEUR LE PRÉSIDENT ET MESSIEURS,

On a beaucoup écrit sur l'art de conserver la santé ; des hommes célèbres se sont occupés de cette partie précieuse de la Médecine préservatrice, ils ont à peu près crié dans le désert ! .... Ainsi que je l'ai déjà dit dans la séance publique de cette Société, en 1812 : « Dans le système figuré des connaissances humaines, » adopté par d'*Alembert* ; dans ce tableau, que quel— » ques Philosophes ont regardé comme une carte in— » complète et provisoire du pays des sciences, l'hygiène » n'est qu'une branche de la Médecine, une sous-di— » vision faiblement signalée de la Physique particulière ».

Cependant, la plupart des personnes instruites conviennent de la bonté et de la sagesse des conseils qui leur sont donnés pour leur conservation, mais on en voit très-peu d'assez sages pour en profiter. Il est extrêmement rare de calculer les biens et les maux de la vie avant de les avoir éprouvés ; et parmi ceux même qui savent de bonne heure faire ce calcul, il y en a bien peu qui aient assez d'empire sur eux-mêmes

1.

pour suivre ce que leur dicte la raison ; l'appas du plaisir présent entraîne presque toujours ; on cherche à jouir, et l'on fait taire cette raison importune, lorsqu'elle veut empêcher ou modérer des jouissances, par les menaces d'un avenir malheureux.

Mais si les gens instruits et fortunés ne se conforment guères aux avis des Médecins, lorsqu'ils n'ont pour objet que la conservation de leur santé, on les voit ordinairement assez dociles lorsqu'il s'agit de la rétablir ; ils sont alors volontiers disposés à employer tous les *moyens* convenables pour y réussir ; en conséquence, si l'on veut leur rendre un service important à cet égard, il faut tirer parti de cette disposition, en leur indiquant, à l'avance, ces moyens sur lesquels ils prennent si souvent le change, faute de les connaître.

C'est ce que nous nous proposons dans ces considérations, qui, si l'on remplit leur objet, pourront être beaucoup plus utiles que tout ce qu'on a écrit pour apprendre à se préserver des maladies.

Ces moyens se réduisent à trois :

Le premier, c'est le choix d'un bon Médecin ;

Le second, c'est une assiduité suffisante auprès de ses malades ;

Le troisième, c'est une exactitude éclairée dans l'exécution de ses ordonnances.

Rien de plus évident que la nécessité de ces trois conditions pour être bien gouverné dans les maladies ; cependant, rien de si rare que leur réunion, même chez les gens les plus fortunés ; d'où il suit qu'ils sont souvent très-mal traités dans les désordres de leur santé. Beaucoup en sont convaincus par leur propre expérience, et la discussion dans laquelle nous allons entrer en fournira des preuves non équivoques à ceux qui n'en seraient pas encore persuadés.

Pour l'ordre de cette discussion, nous diviserons ces trois moyens en autant d'articles.

Le premier, *Choix d'un bon Médecin*, dont les deux autres ne sont que des conséquences, sera subdivisé en cinq paragraphes ; quelques remarques et quelques réflexions rapides termineront cet opuscule, dans lequel nous nous efforcerons d'être clair et précis ; le brillant du style sera remplacé par l'intérêt du sujet ; ne pouvant, sous aucun rapport, désirer de séduire, pour l'avantage social, nous n'ambitionnons que de persuader.

ARTICLE PREMIER.

Choix d'un bon Médecin, premier moyen nécessaire pour être bien gouverné dans les maladies.

Il est bien reconnu que les secours de la Médecine sont beaucoup plus nuisibles qu'utiles lorsqu'ils sont mal dirigés, d'où résulte nécessairement pour la société, le besoin qu'elle a de n'avoir que de bons Médecins, et malheureusement, on est forcé de convenir qu'ils sont très-rares.

Cette assertion peut paraître dure, mais elle ne peut choquer les Médecins dignes de ce nom, dans tous les tems ils en ont eux-mêmes reconnu la vérité. *Hippocrate* a dit : » *Medici famâ et nomine multi, reverâ* » *et opere valdè pauci* ». Après lui, *Gallien* a égale-

ment dit : « *Mirùm non est in tantâ hominum multi-*
» *tudine, qui in medicâ exercitatione versantur, non*
» *inveniri, qui in illâ rectè proficiant* ». Cette vérité
a même été soutenue aux Ecoles de Médecine de Paris,
dans une très-belle thèse qui a pour auteur un des
plus illustres Membres de cette Faculté, M. *Hamon.*
Ce Docteur examine dans cette thèse, si, parmi tant
de gens qui exercent la science de guérir, il n'y a
qu'un petit nombre de vrais Médecins ? *An in tantâ*
medentium multitudine pauci Medici ? La conclusion
est affirmative : *Ergò pauci Medici.*

Annoncer que dans un si grand nombre d'hommes
qui portent le nom de Médecin, il y en a peu qui le
soient véritablement, c'est annoncer suffisamment qu'il
est très-facile de se tromper dans le choix qu'on en
fait ; et, par conséquent, qu'il faut être extrêmement
sur ses gardes et user de beaucoup de sagesse et de
prudence pour éviter une si dangereuse erreur. Mais
comme il importe essentiellement à la société d'être
persuadée de cette vérité, afin de ne négliger aucun
des moyens nécessaires pour faire éviter ce malheur ;
il ne suffit pas de l'avoir appuyée par d'illustres témoignages, il faut la prouver ; il nous suffira d'établir
les qualités qui constituent un bon Médecin ; et cet
exposé, en prouvant qu'il y en a effectivement peu de
bons, apprendra à discerner ceux qui sont dignes de la
confiance publique.

Ces qualités sont réduites à quatre : le bon esprit,
la science, l'expérience et la probité. Après les avoir
expliquées séparément, nous montrerons par quels
signes on peut reconnaître si un Médecin les possède.

§. I.er

Première qualité d'un bon Médecin. Le bon esprit.

On n'est peut-être que trop persuadé que si la Médecine a des principes certains, elle n'est souvent dans leur application qu'une science conjecturale. Les meilleurs Médecins ne font pas difficulté d'en convenir, et c'est précisément ce qui prouve que cette science exige de ceux qui l'exercent les plus grands talens naturels.

Nous ne parlons pas ici de ces talens brillans qui ne sont que l'ornement de l'esprit, qui ne le supposent pas toujours, et qui même assez souvent lui nuisent. Nous parlons de cette raison, de cette intelligence qui sait voir chaque objet tel qu'il est ; qui sait en saisir les parties les plus fines, les plus délicates ; qui sait même apercevoir à la fois une multitude d'objets, toutes leurs faces et tous leurs rapports ; qui sait les rapprocher, les comparer ; qui voit la liaison et l'enchaînement des principes et de toutes leurs conséquences. Nous parlons de cette sage retenue qui sait s'arrêter où le flambeau de l'évidence cesse de luire, apprécier les simples probabilités, en distinguer les différentes nuances. Nous parlons de cette sagacité qui sait unir plusieurs lueurs faibles en elles-mêmes, mais dont la réunion peut former une lumière suffisante et capable de guider. Voilà ce que nous entendons par les talens naturels nécessaires à un bon Médecin. Voilà ce que nous appelons *bon esprit ;* et il est aisé de sentir que nous n'exigeons rien de trop pour l'objet dont il s'agit.

Si tout était clair, évident, sensible dans la science

de guérir, les esprits les plus médiocres, avec de l'attention, en seraient capables jusqu'à un certain point, comme avec de l'attention ils sont capables jusqu'à un certain point, des sciences mathématiques ; mais il s'en faut bien que cela soit ainsi.

On ne peut, à la vérité, se refuser de reconnaître que les principes de la Médecine sont certains (1), puisqu'elle n'admet proprement pour principes que ceux qui sont fondés sur les faits et sur l'expérience ; mais il faut convenir aussi que leur application est souvent très-difficile, qu'elle demande beaucoup d'intelligence et de sagesse. C'est le chef-d'œuvre de la raison. Ainsi, il est certain, par expérience, que tel remède produit tel effet ; que le tartrate de potasse antimonié fait vomir, que le séné purge, etc. ; et que telle maladie demande tel remède ; mais il est souvent très-difficile de discerner la nature d'une maladie : tel remède qui convient à telle maladie dans tel tems, ne lui convient pas dans tel autre : chaque maladie est susceptible de circonstances très-variées, et du côté du degré du mal, de son siége, de ses causes ; et du côté de ses complications, de ses accompagnemens ; et du côté du tempérament du malade, de son âge, de son sexe, de son genre de vie, de ses habitudes ; et du côté du climat, de la saison, de l'état de l'atmosphère. Il faut donc mettre aussi de grandes variétés dans le traitement, lors même que, quant au fond, les maladies sont de même genre.

_____

(1) Il ne faut pas confondre les principes de la Médecine avec ceux de bien des Médecins.

Toutes ces nuances sont délicates , difficiles à saisir, demandent beaucoup d'attention et de sagacité dans celui qui est obligé de les distinguer , et de faire, dans le choix des médicamens, les combinaisons qu'elles exigent.

Hippocrate , le Père, nous oserions presque dire le Dieu de la Médecine , avait senti toutes ces difficultés, et il les a exprimées d'une manière très-effrayante dans le premier de ses Aphorismes. La vie , dit-il, est courte, l'art est long à apprendre, l'occasion d'agir échappé avec rapidité , les épreuves sont périlleuses, et il est difficile de discerner la nature et le traitement d'une maladie. *Vita brevis , ars longa , occasio volucris, experimentum periculosum , judicium difficile.* Il faut donc convenir qu'il est souvent très-difficile de faire une juste application des principes de la Médecine ; et c'est cette difficulté qui fait dire, avec raison, qu'elle est, en bien des cas, une science conjecturale.

Qu'on n'en conclue pas qu'elle n'est qu'une science vaine , peu utile au genre humain ; cette conséquence serait fausse : la Médecine ressemble en cela à beaucoup d'autres sciences qui n'en méritent pas moins d'être respectées. L'art de se conduire avec les hommes , celui de les juger , de les gouverner, ont, comme la Médecine, des principes certains ; mais souvent ces principes ne souffrent pas moins de difficultés dans leur application que ceux de la Médecine ; et ce n'est souvent, comme en Médecine, que sur des conjectures qu'on peut la faire. Ce n'est souvent, par exemple , que sur un assemblage de conjectures qu'on déclare

un homme innocent et qu'on en condamne un autre (1).
Ces arts en sont-ils moins utiles, moins nécessaires à
la Société ? Non assurément, parce que leur exercice
n'est point aveugle, quoique guidé par des conjectures.
Dans la somme de la force ou de la faiblesse humaine,
celui qui conjecture bien, juge bien.

Mais comme il n'y a qu'un bon esprit qui conjecture
bien, il suit seulement de ce que la Médecine est souvent une science conjecturale, qu'un bon esprit est la
première qualité nécessaire à un Médecin : vérité qui
recevra un nouveau jour de ce que nous allons dire sur
l'étendue du savoir qu'exige la profession de Médecin.

§. I I.

*Seconde qualité nécessaire à un bon Médecin : La
Science.*

Il ne suffit pas pour être Médecin, d'avoir un bon
esprit, il faut de plus avoir acquis un savoir très-
vaste. Il ne suffit pas d'avoir les connaissances que
procure une bonne éducation, telles que celles des
langues grecque et latine, de toutes les parties de la
philosophie, et particulièrement des mathématiques et

---

(1) Nous sommes bien éloignés de penser qu'il soit jamais
permis de condamner un homme sans une certitude entière qu'il
est coupable du crime dont il est accusé ; mais cette certitude
n'a souvent pour base qu'un assemblage de conjectures : car,
lors même que la preuve testimoniale est la plus complète, ce
n'est que sur des conjectures qu'on juge que les témoins sont
dignes de foi. La certitude morale, quoique fondée sur des
conjectures, n'en est pas moins réelle, et elle suffit pour justifier les jugemens.

de la physique qui est comme le parvis du sanctuaire de la Médecine, *ubi desinit Physicus, incipit Medicus,* et qui, pour un homme cons cré à cet art, doit être d'une toute autre étendue que celle qu'on enseigne dans les Colléges, puisqu'elle doit comprendre l'histoire naturelle, et particulièrement celle de l'air, des météores, des eaux, des alimens, des boissons, des médicamens, l'anatomie, la physiologie, la chimie ; il faut encore qu'il possède toutes les parties de la science Médicale proprement dite, c'est-à-dire qu'il faut qu'il sache tout ce que les Médecins anciens et modernes ont enseigné de meilleur sur la manière de conserver la santé, sur la nature et les causes des maladies, sur les signes par lesquels on peut les reconnaître, et sur les moyens de les guérir, soit qu'il faille se contenter d'un régime convenable, soit qu'il faille employer la main du Chirurgien, ou faire usage des médicamens. Comme ces dernières connaissances surtout font, à proprement parler, le fond de son art, il ne doit pas les posséder d'une manière imparfaite ; il ne lui suffit pas, pour les acquérir, de parcourir les Auteurs, ou même de les lire en entier avec l'attention nécessaire pour comprendre ce qu'ils ont dit, il faut qu'il les étudie avec la plus grande application, afin de discerner le bon du mauvais, qui malheureusement ne se trouve que trop mêlés dans le plus grand nombre des ouvrages; il ne doit pas confondre ce qui est appuyé sur une expérience constante avec ce qui n'a pour fondement que des systèmes ou des faits mal vus ; il est essentiel et pour lui et pour ses malades, qu'il se nourrisse de tout ce qu'il y a de bon, et qu'en quelque sorte il se l'incorpore.

On sent déjà assez combien cette sphère est étendue ; mais quoiqu'avec ces connaissances un Médecin puisse gouverner très-bien ses malades, on peut cependant dire qu'elles ne suffisent pas. Il n'y a presqu'aucune espèce de science qui soit étrangère à un Médecin : il faut qu'il sache jusqu'à un certain point l'Histoire, qui lui fournit une foule de connaissances sur les maladies qui ont eu lieu en différens tems et en différens pays ; sur leurs causes, sur les liaisons qu'elles ont eues avec les mœurs, les usages, les transmigrations des différens peuples, et avec les différentes dispositions de l'atmosphère et du globe terrestre ; sur la manière dont elles ont été traitées, et sur les lois auxquelles elles ont donné occasion. Il faut qu'il connaisse particulièrement l'Histoire de son art, des découvertes qui y ont été faites en différens tems, des Médecins célèbres, de leur manière de pratiquer la Médecine, de leurs succès, de leurs malheurs.

L'ensemble de toutes ces provisions, en les réduisant même au plus bas degré où elles sont nécessaires à un Médecin, est le résultat d'un travail immense. Peu d'hommes sont en état de les réunir à ce degré. Il est donc vrai que peu de Médecins possèdent le savoir nécessaire à leur état.

§. I I I.

Troisième qualité d'un bon Médecin : L'Expérience.

La solidité de l'esprit, l'étendue des connaissances ne suffisent pas pour former un Médecin ; l'expérience est un guide sans lequel il ne peut marcher qu'avec incertitude.

Il y a deux sortes d'expériences en Médecine : celle
que donnent les leçons des Maîtres , la lecture des ouvrages composés par de bons Praticiens ; et celle que
l'on acquiert soi-même.

Il ne s'agit pas ici de la première espèce , qui est
pourtant celle qui , à proprement parler , mérite ce
nom ; elle fait partie de la science du Médecin dont
nous venons de parler : il s'agit de la seconde , qu'on
devrait plutôt appeler usage ou exercice de pratique ,
qu'expérience , quoiqu'on puisse aussi lui donner ce
nom dans un certain sens ; car ce qu'on appelle expérience propre au Médecin , ne consiste pas dans la
connaissance qu'il acquiert par lui-même , que tel remède fait vomir , que tel autre purge , et qu'il est bon
dans telle maladie de faire vomir le malade ou de le
purger ; il sait cela avec assurance sur la foi de ses
devanciers , et il a besoin de le savoir avant d'entre-
prendre le traitement d'aucune maladie : elle consiste
dans une connaissance plus particulière , plus précise
de la manière de faire l'application des principes connus;
de découvrir la nature d'une maladie , ses complications , son siége , ses causes , ses accompagnemens ; de
saisir ses indications , d'employer les remèdes indiqués,
à la dose et dans les momens convenables ; et c'est ce
qu'il ne peut acquérir qu'en traitant des malades.

Il est vrai que les livres et les leçons des maîtres ,
surtout celles que l'on reçoit d'eux en les suivant dans
l'exercice de leur profession , instruisent jusqu'à un
certain point , sans quoi on ne pourrait jamais com-
mencer la pratique de la Médecine ; mais ils ne peuvent
que donner des avis assez généraux. Il est impossible

qu'ils descendent dans tous les détails : les combinaisons
varient tellement, que le plus vieux Médecin n'a peut-
être pas rencontré dans le cours de la plus longue
pratique, un seul cas tout-à-fait semblable aux espèces
qui se trouvent dans ses livres. C'est la pratique propre
et l'usage, éclairés par la science et conduits par le
génie, qui donnent cette science pratique, cette sagacité d'application, cette connaissance de l'à-propos
que nous désignons ici par expérience.

Or, peu de Médecins acquièrent à un juste degré
cette espèce d'expérience ; car il ne faut pas croire
qu'on en soit pourvu à proportion de ce qu'on a vu
un plus grand nombre de malades. : si cela était, les
Médecins d'Hôpitaux seraient toujours les plus expérimentés ; c'est à proportion de ce que l'on a vu plus
de maladies et qu'on les a bien vues. Un Médecin, par
exemple, qui s'est trouvé de bonne heure extrêmement
employé, qui a eu le malheur d'acquérir tout d'un
coup une grande vogue, comme cela arrive quelquefois, soit qu'il la doive à ses talens extérieurs, soit
qu'il la doive au hasard ou au caprice de ces personnes
qui donnent le ton ou qui savent former des intrigues ;
un tel Médecin ne peut avoir qu'une fausse expérience
quelque génie qu'il ait, quel que soit son savoir, parce
que n'ayant pu donner que très-peu de tems à chacun
de ses malades, et par conséquent n'ayant jamais vu
les objets qu'en courant, il ne les a vus que d'une manière imparfaite ; et, par cette raison, il a été exposé
à faire une multitude de fausses observations, source
d'une pratique trompeuse, dont une foule de malades
se trouvent les victimes. Si la grande vogue n'est pas

venue si vîte, il peut alors avoir acquis une utile expérience, jusqu'à un certain degré ; mais dès le moment
où il se sera livré sans mesure à l'empressement du
public, il aura cessé de se perfectionner dans cette
partie ; peu à peu même ses idées se seront brouillées,
la portion de lumières acquises se sera obscurcie, et il
aura donné dans la routine comme les premiers. Ce
n'est donc pas précisément à force de voir des malades
qu'on acquiert l'expérience dont nous parlons.

Comment un Médecin peut-il donc l'acquérir et la
perfectionner tous les jours ? C'est, comme nous l'avons
dit, en voyant beaucoup de maladies, c'est-à-dire
autant qu'on en peut voir en les traitant bien, en
donnant à chaque malade tout le tems nécessaire pour
tout voir, tout peser, tout combiner ; pour veiller
même, jusqu'à un certain point, à l'exacte exécution
de ses ordonnances, et en réservant toujours quelque
portion de son tems, pour comparer ses observations
avec celles des plus célèbres Praticiens qui ont com-
muniqué les leurs au public, et pour s'instruire des
nouvelles découvertes.

Voilà le vrai et le seul moyen d'acquérir et de perfectionner tous les jours, par des observations sûres,
cette sagacité pratique, cette science de l'à-propos,
que nous entendons ici par l'expérience.

Mais cette conduite ne mène guères à la fortune, et
par conséquent il y a peu de Médecins qui acquièrent
cette expérience-pratique, troisième qualité nécessaire
à un bon Médecin.

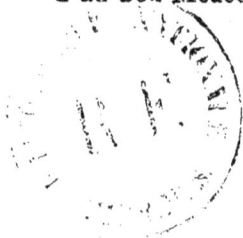

§. I V.

Quatrième qualité d'un bon Médecin. La Probité.

En vain un Médecin posséderait-il dans un degré éminent les trois qualités dont nous venons de parler, il est essentiel qu'il possède la quatrième. La probité, je dis, la probité la plus exacte, la plus entière, la plus scrupuleuse, entre dans les qualités nécessaires pour former un bon Médecin.

Elle ne peut pas, à la vérité, suppléer les autres, privilége qui n'appartient à aucune en particulier : mais la probité seule en assure tout le fruit ; elle en assure même jusqu'à un certain point l'existence. Car un homme de probité ne s'expose point à tuer les hommes par les moyens destinés à les guérir, si sa conscience ne lui rend un témoignage clair, qu'il a reçu de la nature les qualités nécessaires à un Médecin, qu'il a pris les moyens convenables pour acquérir dans une juste mesure, le savoir et l'expérience qu'exige le traitement des maladies.

Un Médecin qui commence l'exercice de la Médecine, ne peut avoir d'autre expérience que celle qu'il a pu acquérir en suivant la pratique d'anciens Médecins. Quoique cette expérience ne vaille pas celle que l'on acquiert soi-même, elle suffit, néanmoins, pour mettre la conscience d'un commençant en sûreté, parce qu'il ne peut mieux faire. Tout ce que la prudence peut exiger de lui, c'est d'appeler à son secours, dans les cas embarrassans, ceux de ses anciens confrères, qu'il croit dignes de sa confiance. Au reste, à choses égales , les gens sensés préféreront toujours un ancien Médecin à un jeune. Nous disons, à choses égales , parce qu'il y a de jeunes Médecins qui valent beaucoup mieux que de vieux routiniers.

Qu'on apprécie, d'après cette règle, la probité de tant de gens , qui ayant très-peu appris , qui même n'ayant aucunes notions des premiers élémens de la science de guérir , n'en exercent pas moins toutes les branches avec autant d'effronterie que d'impunité !... Lors même que le hasard ou la nature leur procure des succès , ne peut-on pas leur adresser ce reproche d'un ancien : *et ille vivit , et tu homicida es* ?

On ne voit dans tous les états que des gens qui se piquent de probité. Mais sans compter ceux à qui leur conscience ne rend pas sur cet article un témoignage bien net , il n'y a que trop de ces hommes bornés et confians , à qui il ne manque que de connaître l'étendue de leurs devoirs , pour se détromper sur le jugement favorable qu'ils portent d'eux-mêmes. Que de gens qui se disent Médecins doivent être rangés dans cette classe ! Combien peu , en embrassant la Médecine , ont compris toutes les obligations de leur état ! Combien ignorent l'immortel serment d'*Hippocrate* ! Combien peu ont connu les talens nécessaires au Médecin , et examiné de bonne foi s'ils les possédaient ! Combien peu ont une idée juste de l'étendue des connaissances qui le constituent , et ont été assez maîtres d'eux-mêmes pour sacrifier les amusemens et les plaisirs de la jeunesse à leur instruction ! Combien peu ont compris avec quelle attention, quelle assiduité il faut qu'un Médecin traite ses malades, avant d'avoir acquis cette

expérience-pratique, qui donne la science de l'à-propos
et du moment, pour l'application des remèdes dans
les occasions délicates ! Enfin, combien peu savent
jusqu'où un Médecin doit porter l'oubli de soi-même,
et le zèle pour ses malades dans le traitement des
maladies.

Un Médecin doit tout sacrifier à l'utilité de ses
malades; plaisirs, repos, santé, vie ; ce n'est pas
assez , il faut , qu'au besoin, il leur sacrifie jusqu'à sa
réputation. Hé! plut au ciel que ce sacrifice ne fut pas
aussi rare que les occasions de le faire sont fréquentes.
Nous ne prétendons ici accuser ni faire soupçonner
qui que ce soit ; mais s'il y a des malades qui soient
immolés à l'intérêt personnel de ceux à qui ils donnent
leur confiance , ce sont particulièrement les personnes
riches et de marque. Les citoyens obscurs sont presque
toujours à couvert de ce malheur. Comme ils contri-
buent peu ou point à la bonne ou mauvaise réputation
de ceux qui les traitent , ceux ci peuvent les mal gouverner par défaut de lumières, d'attention ou de soins ;
mais dans les conseils qu'ils leur donnent , ils ne
peuvent guères avoir d'autre intérêt que celui de les
guérir. Il n'en est pas de même à l'égard des personnes
de distinction. On aurait peine à croire à quel point
l'intérêt personnel de ceux dont ils prennent les avis ,
influe sur la manière dont ils sont gouvernés dans leurs
maladies.

On juge un remède utile à un homme de nom , mais
on craint qu'il ne meure, et que sa mort ne soit regardée
comme une suite de ce remède : on ne le donne pas.

Dans une autre circonstance, on juge qu'un remède,
qu'il

qu'il est d'usage d'employer dans telle espèce de maladie, ne convient pas au malade, pour quelque cause
particulière ; mais on prévoit que sa famille, ses
amis, le public, attribueront sa mort, si elle arrive,
à l'omission de ce remède : on le donne.

On traite une femme de qualité, dont le suffrage
est d'un grand poids dans le public ; on voit que la
nature faisant, pour sa guérison, tout ce qu'on peut
désirer de mieux, les remèdes, proprement dits, ne
pourraient que lui nuire ; mais on sait que, si l'on n'en
fait aucun, le public, la malade elle-même, qui ignorent que l'habileté du Médecin consiste autant à savoir
ne rien faire dans certains cas, qu'à savoir faire, dans
d'autres, tout ce qui convient, ne lui attribueront
point l'honneur de la cure. Comme on veut obtenir cet
honneur, on se permet de prescrire des remèdes. En
admettant qu'ils soient innocens de leur nature, est-ce
assez pour excuser le sérieux et l'appareil avec lequel
on les ordonne, dès qu'il est constant qu'ils ont une
manière d'agir quelconque, et qu'il est reconnu qu'ils
étaient inutiles, peut-on en conclure qu'ils n'étaient pas
nuisibles?...

Quel nom donner à ceux qui par des remèdes dé-
placés, aggravent, de dessein prémédité, des maladies
légères, pour se procurer l'honneur d'une cure importante, et le profit d'un plus grand nombre de visites ?

Mais c'est surtout dans les consultations chez les
malades distingués, que l'intérêt personnel se déploie
de la manière la plus effrayante. C'est-là que le désir
de se faire valoir ; celui de faire sa cour à un Médecin
accrédité, ou la crainte de lui déplaire ; les jalousies,

2

les haines particulières se montrent presque sans voile ,
et ne l'emportent que trop souvent sur l'intérêt du malade. Nous pourrions peut-être en citer des exemples ;
mais nous croirions déroger à notre caractère en nous
le permettant.

Cependant, de quelle utilité ne seraient pas les consultations, si chacun des Médecins qui y sont appelés ,
au lieu de chercher son propre intérêt , n'y cherchait
que le bien du malade. Les Facultés de Médecine
rendraient un service inapréciable à la société , si ,
pour écarter des délibérations communes le jeu perfide
des passions humaines , elles obligeaient strictement
tous leurs Membres à ne délibérer qu'entr'eux , à
n'admettre aucun étranger , et à garder le secret le
plus inviolable sur tout ce qui aurait été discuté ;
en sorte que les malades et les familles ne connussent
la délibération que par le résultat, qui serait toujours
signé à la pluralité des voix. Ce vœu n'est pas nouveau.

Il n'est pas difficile de juger, par ce qui vient d'être
dit , si l'exacte probité est une vertu bien commune
parmi ceux qui se mêlent de traiter les malades.
Connaît-on, en effet , beaucoup de gens disposés à
faire à chaque instant, le sacrifice de leur fortune, de
leur état , de l'aisance de leur famille ? Un Médecin
qui a le courage de compromettre sa réputation pour
sauver la vie à un simple particulier , n'est dédom-
magé , ni par l'honneur , ni par la gloire, comme les
militaires ; le témoignage de sa conscience est son
unique dédommagement. Il faut l'avouer, ce genre
d'héroïsme ne peut être que fort rare dans toutes les
professions.

L'entière probité, cette qualité si nécessaire à un bon Médecin, est donc, il faut l'avouer, une qualité bien difficile et bien digne d'éloges, chez ceux qui la possèdent.

Mais si chacune des qualités nécessaires à un bon Médecin se rencontre si rarement, que doit-on penser de leur réunion ? Il n'est donc que trop vrai que le nombre des bons Médecins est fort au-dessous des besoins de l'humanité.

Cette triste vérité est bien effrayante pour la société, objet de ces considérations ! Quel puissant motif pour engager les hommes à s'occuper de la conservation de leur santé ! Ils ne doivent pas, pourtant, désespérer de trouver de véritables Médecins. Il y en a certainement qui sont dignes de ce nom, et qui réunissent toutes les qualités dont nous venons de parler. La difficulté est de les reconnaître dans ceux qui les ont, et nous l'avouons, cette difficulté est assez grande. On voit tous les jours des gens d'esprit se tromper sur cet objet, et s'y tromper assez grossièrement, pour être dupes de gens dépourvus des qualités, même extérieures, qui annoncent le Médecin. Mais si ce discernement est difficile, il n'est pas impossible. Nous allons tâcher de présenter les moyens de le faire avec sûreté.

§. V.

Par quels signes on peut reconnaître si un homme possède les qualités nécessaires à un bon Médecin.

En exposant dans les paragraphes précédens les qualités qui forment un bon Médecin, nous n'avons

pu manquer de dire bien des choses qui peuvent servir
à les reconnaître dans ceux qui les possèdent. Cependant,
comme ce que nous avons dit, ne pourrait pas
suffire à la plupart de ceux qui ont intérêt à bien
faire ce discernement, voici quelques réflexions qui
pourront achever de les éclairer dans une recherche si
importante :

1.° Il faut convenir que personne n'est plus en état
de juger les Médecins, que les Médecins eux-mêmes :
les liaisons qu'ils ont avec leurs confrères, les mettent
bien plus à portée que qui que ce soit, de ne se pas
tromper dans le jugement qu'ils en portent. Il n'y
aurait donc point de moyen plus court et plus sûr ,
pour connaître les bons Médecins, que de s'en rapporter
au jugement de leurs pairs, si l'on pouvait
compter toujours sur leur équité et leur bonne foi.
Malheureusement, l'amour-propre, les jalousies d'état,
les animosités particulières , dont ils ne sont pas plus
exempts que les autres hommes, influent souvent sur
ce jugement, et conséquemment ne permettent pas
toujours de s'y fier ; il faut donc avoir recours à
d'autres moyens, sans cependant abandonner celui-ci :
il peut servir plus ou moins , à proportion de ce qu'on
peut regarder les juges comme plus ou moins éclairés,
et plus ou moins désintéressés. Le choix, par exemple ,
que font pour eux mêmes ceux d'entre eux qui sont
malades, doit être regardé comme un préjugé très-
favorable pour celui sur qui il tombe.

2.° Il est évident que tout le monde n'est pas capable
de faire ce discernement par soi-même ; il faut avoir
une assez bonne mesure d'intelligence et même quelques

connaissances en Médecine, pour pouvoir aprécier le génie des Médecins, leur savoir, leur expérience, leur probité ; et cette mesure, ces connaissances, ne sont pas communes. Il n'en est pas, à cet égard, des Médecins comme des Avocats : ceux-ci plaident, donnent des consultations écrites, publient des Mémoires ; tout le monde peut les entendre plaider et lire leurs écrits ; les matières qu'ils traitent sont à la portée de presque tout le monde ; elles n'exigent point, pour être comprises, une provision de ces connaissances toujours particulières aux gens de l'art ; il n'est donc pas difficile de les juger. Les meilleurs Médecins n'écrivent pas toujours, et leurs ouvrages ne sont pas à la portée de tout le monde : il faut donc, pour aprécier les Médecins, d'autres moyens que ceux qui peuvent suffire pour aprécier les Avocats ; il faut les fréquenter. En les fréquentant, un homme d'esprit peut parvenir à les bien juger ; il est vrai que s'il est tout-à-fait dépourvu de connaissances, il ne peut s'assurer d'une manière directe que de leur capacité naturelle et de leur probité. Cette fréquentation ne le met point en état de juger directement de leur savoir et de leur expérience, mais elle les met en état d'en juger d'une manière indirecte, qui est presque aussi sûre : il peut savoir, par ce moyen, si un Médecin aime l'étude ; s'il a toujours bien employé son tems ; s'il s'est occupé principalement des études relatives à son art ; s'il n'est point accablé de malades ; s'il en voit pourtant en assez grand nombre pour acquérir une expérience suffisante ; s'il les traite avec l'attention nécessaire. En réunissant ces connaissances, on peut tirer des conséquences très-justes sur le degré de son savoir et de son expérience. Un homme d'esprit, en fréquentant les Médecins, peut donc parvenir à connaître s'ils ont les qualités qui les rendent dignes de la confiance publique.

3.º Mais il n'y a qu'un homme d'esprit qui puisse y réussir par ce moyen : on ne doit pas promettre le même succès à ceux dont l'intelligence est bornée. Quelle sera donc leur ressource? Ils en ont une : c'est celle des aveugles qui se font conduire par ceux qui voient. Il y a partout quelques personnes généralement estimées dans la société, pour avoir un bon esprit et de la probité, leur choix doit décider ceux dont nous parlons : c'est ce qu'ils peuvent faire de mieux.

Les grandes et les petites villes ont, à cet égard, des avantages réciproques les unes sur les autres.

Les hommes d'un génie supérieur, fixent plus ordinairement leur séjour dans les grandes villes, parce qu'ils y trouvent plus de gens capables de sentir tout ce qu'ils valent, et qu'une fortune plus grande semble les y attendre, il est donc vraisemblable qu'on y trouve des Médecins d'un mérite distingué. D'un autre côté, comme on trouve, par la même raison, des personnes du premier mérite, dans d'autres états, et dans des états qui ont des liaisons et des correspondances très-particulières avec la Médecine, comme dans les Académies, il y est très-facile pour ceux qui ne peuvent juger par eux-mêmes des Médecins, de régler leur choix sur celui des gens dont la capacité est connue.

On trouve plus rarement des hommes de génie dans les petites villes, soit pour exercer la Médecine, soit pour guider dans le choix d'un Médecin, ceux qui ne sont pas capables de les discerner. Mais les moyens de connaître par soi-même les Médecins y sont plus multipliés, parce qu'il est bien plus facile de les fréquenter et de vivre en société avec eux, d'être instruit de leurs mœurs, de leur conduite, de leur goût pour l'étude, de leur assiduité, de leur attention, de leur zèle pour leurs malades ; et, jusqu'à un certain point, de la mesure de leur esprit. Ces connaissances donnent du moins des présomptions et des probabilités plus ou moins grandes sur leur capacité. Enfin, s'il s'en établit plusieurs, il est facile de les comparer ; et le jugement de ceux qui passent parmi les autres citoyens pour avoir plus de discernement, doit fixer les personnes un peu sensées sur le choix du meilleur Médecin.

Mais, dira-t-on, comment, dans les grandes villes, fréquenter les Médecins, ils y sont ordinairement en si grand nombre ?

Nous répondrons d'abord, que nous ne prétendons pas conseiller de les fréquenter tous. Dans la Médecine, comme dans les autres états, on peut dire, en général, que le plus grand nombre de ceux qui en font profession, ne demandent pas un grand examen de la part des gens qui ont du discernement, pour faire sentir leur médiocrité ; il suffit de les voir deux ou trois fois, et souvent moins, pour s'assurer que leur capacité est très-bornée : leur faiblesse n'est point équivoque. Il ne s'agit donc que de ceux qui se font distinguer des autres, ou par leur esprit, ou par leur savoir, ou par l'estime qu'en font des gens dont le jugement mérite quelques considérations. Dans les grandes villes même, le nombre de ces Médecins n'est pas ordinairement fort grand.

En second lieu, cette fréquentation convient bien plus aux gens de Lettres, aux Savans, qu'à ceux des autres états, qui ne sont que gens d'esprit ; elle est beaucoup plus facile aux premiers, à cause des rapports de la Médecine avec les autres sciences, et c'est eux particulièrement que nous avons en vue en la conseillant. Ceux qui sont gens d'esprit dans les autres états et qui veulent juger les Médecins par eux-mêmes, peuvent se restreindre à la fréquentation de ceux qui se sont déjà acquis l'estime et la confiance des gens de lettres et des savans honnêtes, en y joignant ceux pour qui ils peuvent avoir eux-mêmes des préjugés favorables, ou qui leur ont été vantés par des personnes du jugement desquelles ils font cas. Cette seconde restriction diminue encore bien le nombre de ceux que nous conseillons de fréquenter. Nous n'avons donc pas donné un conseil dont l'exécution soit impraticable, même dans les grandes villes.

On sent assez qu'il ne faut pas attendre que l'on soit malade pour faire soi-même cet examen. Si l'on ne l'a pas fait en santé, on ne peut se régler, pour le choix, que sur le jugement de ceux qui l'ont fait et qui passent pour avoir le plus de discernement.

On a dû aussi remarquer que nous n'avons point mis la vogue au rang des moyens qui peuvent servir à discerner les bons Médecins. En effet, rien n'est moins sensé que de faire choix d'un Médecin sur sa vogue seulement. La vogue n'est autre chose que le jugement favorable de la multitude, et l'on sait assez que les

sots en forment au moins les trois quarts et demi. Ce
n'est point la lumière qui la conduit, ce sont des apparences trompeuses, ce sont les préjugés, le goût du
merveilleux, la crédulité, le hasard, le caprice, les
sourdes menées. Ne voit-on pas en effet, des hommes
non-seulement médiocres, mais des gens dépourvus
d'instruction, sans esprit, sans jugement, incapables
de raisonner sur les objets les plus simples, ignorans
jusqu'à leur langue et sachant à peine lire, se faire
une vogue qui surpasse celle des plus habiles Médecins?

Cela ne peut étonner que ceux qui ne savent pas
aprécier les jugemens de la multitude; mais ce qui doit
paraître bien extraordinaire, c'est de voir quelquefois,
nous ne disons pas seulement des gens riches et de
marque, mais des gens d'esprit, et de beaucoup d'esprit, être dupes de cette vogue, et confier ce qu'ils
ont de plus cher, leur santé, leur vie, à ces gens en
vogue, dont ils reconnaissent d'ailleurs et dont ils
avouent toute l'ineptie. On dirait qu'ils regardent la
science de guérir, plutôt comme une espèce de don
surnaturel, que comme une science qui est le fruit du
génie, de la méditation, de l'expérience, et dont la
pratique doit toujours être guidée par la sagesse et
par la prudence la plus circonspecte; leur excuse
ordinaire est que les Médecins, quoique savans, peuvent
se tromper, et qu'en effet ils se trompent souvent. Qui
en doute? La conséquence qu'on en doit tirer, c'est
qu'il faut tâcher de ne pas se méprendre sur le choix.
Si l'on a fait un choix sage, n'est-il pas évident,
quoique celui sur qui il est tombé ne soit pas infaillible,
qu'il serait insensé de ne pas préférer ses lumières,

c'est-à-dire , le résultat combiné de ses études et de son expérience , aux conseils téméraires d'individus presque toujours sans études, et dont la prétendue expérience n'est qu'une routine aveugle, dirigée par l'avarice ou par la vanité. *Experimenta per neces agunt*, dit un ancien.

Rien n'est donc plus trompeur que la vogue, pour juger du mérite d'un Médecin : il ne s'agit pas seulement ici de celle qui s'augmente par les suffrages nombreux d'un peuple à qui son enthousiasme tient lieu d'examen et de logique. Les personnes de distinction et les riches , ne ressemblent que trop au peuple dans les jugemens qu'ils portent sur les Médecins, et sur tout ce qui demande des connaissances , ou du moins des réflexions. La grande vogue d'un Médecin serait peut-être une raison suffisante pour ne pas le préférer ; car elle nuit souvent à l'exactitude de ses observations, et l'on va voir qu'elle ne lui permet pas auprès de ses malades , toute l'assiduité qui serait nécessaire pour qu'ils fussent bien traités.

C'est pourtant sur la vogue, que les personnes riches et de haut rang se règlent communément dans le choix de leurs Médecins ; il leur paraît plus court et plus facile de supposer qu'ils la méritent que de s'en assurer par un examen personnel, ou en consultant ceux qui sont capables d'en juger et dont le jugement ne peut être suspect ; c'est même une affaire de vanité que de ne s'adresser qu'à des Médecins en vogue.

Tout le monde peut juger si ceux qui s'abandonnent à la foi de ce guide équivoque, peuvent compter qu'ils seront gouvernés dans leurs maladies par de bons Médecins.

ARTICLE II.

Assiduité suffisante de la part des Médecins auprès de leurs malades.

Seconde condition pour être bien gouverné dans les maladies.

Il y a bien des maladies qui n'exigent pas de la part des Médecins une grande assiduité ; ce sont, parmi les maladies aiguës, celles dont le caractère est marqué, et qui ont une marche fixe et certaine ; ce sont aussi la plupart des maladies chroniques. Quand un Médecin a bien examiné une maladie de cette espèce, qu'il s'est bien assuré de sa nature, de ses accompagnemens, des dispositions particulières du sujet, il se fait un plan de traitement qu'il n'est pas ordinairement obligé de changer. Cela arrive pourtant quelquefois, parce que malgré l'examen le plus attentif, il reste des obscurités que l'effet des remèdes éclaircit ; de nouvelles lumières font apercevoir de nouvelles indications ; mais ces maladies n'étant pas sujètes à ces changemens subits, fréquens, irréguliers, qui ne peuvent être prévus qu'imparfaitement, elles peuvent être bien traitées sans une extrême assiduité de la part du Médecin.

Mais il s'en faut bien que toutes les maladies soient de ce genre. Combien de maladies aiguës dont le caractère se discerne difficilement, dont le siége est douteux, dont la cause est obscure, dont la marche est irrégulière et incertaine ! Les accidens varient quelquefois d'un moment à l'autre ; les complications déguisent alors la nature du mal sous un masque insidieux ; l'irritation du genre nerveux mêle et confond tout, au point d'en imposer aux Médecins les plus expérimentés ; la marche de la nature est tellement cachée, qu'elle devient un guide incertain pour l'homme le plus attentif et le plus pénétrant.

Dans ces sortes de maladies, et elles ne sont que trop communes, il faudrait, pour qu'un malade fut bien traité, que le Médecin ne le perdit presque pas de vue, qu'il demeurât auprès de lui la nuit comme le jour : alors il verrait tout ; il saisirait toutes les nuances, il observerait tous les changemens, il prendrait une idée juste de tous les accidens. Quelque masquée que soit une maladie, il y a toujours des momens où sa nature se laisse voir, et le Médecin profiterait de ces momens décisifs ; il acquérerait donc une connaissance plus sûre, plus exacte, de la totalité de la maladie, que celle que peuvent lui procurer des visites courtes.

Dans bien des cas, si la visite du Médecin ne dure pas un certain tems, il prend une idée fausse de la qualité du pouls de son malade, parce qu'il arrive très-souvent que sa présence y occasionne des changemens considérables. Ceux qui faisant durer leurs visites, reprennent plusieurs fois le bras du malade, s'aperçoivent sans peine de ces changemens : dans d'autres cas, il faut que le Médecin demeure quelque tems auprès de son malade, pour sentir que le pouls varie de lui-même, et pour comparer ces variations; parce qu'elles peuvent servir à caractériser la maladie et fournir des indications.

Quelques répétées, d'ailleurs, que puissent être de

courtes visites, elles ne peuvent donner les mêmes lumières, inspirer la même séourité ; quels sont alors les
observateurs qui suppléent le Médecin ? Une famille
désolée, une garde qui peut avoir du zèle, mais que
ce zèle même jète souvent dans l'erreur, et qui n'a
jamais assez d'intelligence pour épier la nature et pour
la peindre dans ses mouvemens vrais ou irréguliers.
Une famille, des amis, une garde, peuvent-ils entrevoir
ce qu'un bon Médecin verrait ?

L'assiduité assurerait d'ailleurs aux malades un
avantage inestimable, celui d'être secourus avec pré-
cision dans les momens indiqués par la nature. Ces
momens sont si précieux, que des changemens impos-
sibles à prévoir peuvent rendre nuisibles, dans un
intervale assez court, les remèdes les plus sagement
ordonnés. Combien d'ailleurs de secours utiles omis,
par la seule raison que le Médecin n'est pas auprès de
son malade lorsque le besoin s'en présente, et que l'occasion manquée ne revient plus !

On voit bien peu de malades, même ceux de la
première distinction, auprès de qui les Médecins aient
une pareille assiduité : il est même impossible de jouir
de cet avantage, lorsqu'on ne prend pour Médecins
que des hommes à grande vogue. Quelqu'intéressés
qu'ils soient à occuper les regards du public de ces
cures, ou difficiles, ou vivement désirées, qu'on qua-
lifie de *miracles*, leur instabilité les met hors d'état
de donner ces spectacles consolans aussi souvent qu'ils
le pourraient. Forcés à se multiplier, pour ainsi dire,
non-seulement ils ne peuvent sacrifier à un seul, quelque besoin qu'il en ait, une partie du jour et de la

nuit , mais encore leur attention étant sans cesse par-
tagée entre une multitude de malades , ils deviennent
incapables du degré de recueillement , qui seul pourrait
rendre de quelque utilité des visites d'un instant.

Mais , dira-t-on , s'il était nécessaire dans des mala-
ladies assez communes , qu'un Médecin passât auprès
de ceux qu'il traite , les jours et les nuits , aucun
malade ne serait bien gouverné , du moins dans les
grandes villes , ce serait un avantage réservé pour la
campagne , lorsqu'un malade aurait le bonheur d'y
pouvoir appeler un bon Médecin , ou tout au plus
pour les petites villes , parce que les Médecins n'y sont
pas fort occupés et que les malades sont presque ras-
semblés les uns auprès des autres.

Nous répondons à cette difficulté que , quoiqu'il
soit effectivement plus facile de jouir de cet avantage
dans les petites villes , et surtout à la campagne , lorsqu'on y peut appeler de bons Médecins , cependant on
peut se le procurer aussi dans les grandes villes.

1.° Lorsque l'honneur et la conscience sont en sûreté,
on obtient tout des hommes , avec de l'argent , des
égards , des témoignages d'amitié ;

2.° Qu'on résiste à l'enthousiasme si commun , si
dangereux , qui établit la grande vogue de quelques
Médecins , et la plus grande difficulté disparaîtra. Il est
bien plus facile , en effet , d'engager à une assiduité
suffisante , un Médecin moins recherché , et qui n'en
est souvent que meilleur , que de l'obtenir d'un Médecin en vogue ; il faut d'ailleurs qu'un Médecin sache
s'accoutumer à veiller , ou du moins à dormir d'une
manière interrompue , dans un fauteuil. Le traitement

d'une multitude de malades est incompatible avec cette
habitude ;

3.º Si l'on veut absolument se servir des Médecins
en vogue , du moins qu'on ne se borne pas à eux ; que
dans les maladies dont nous parlons, on en ait un
second , moins employé, et qui veuille bien veiller et
demeurer assiduement auprès du malade : si l'on fait
un bon choix , ce qui exclut, du moins dans les maladies
épineuses , ceux qui sortent à peine des écoles , on
aura tout à gagner ; mais qu'on ait soin surtout de
choisir deux honnêtes gens.

On peut donc, même dans les grandes villes , jouir
de l'avantage d'avoir presque toujours auprès de soi un
bon Médecin, dans les maladies qui peuvent avoir des
suites fâcheuses. Tant que les personnes riches et de
marque auront l'imprudence de négliger ces précau-
tions, ils ne pourront se flatter d'être bien gouvernés
dans aucune des maladies de cette espèce.

ARTICLE III.

Une exactitude éclairée dans l'exécution des ordonnances des Médecins.

*Troisième condition pour être bien gouverné dans
les maladies.*

Hippocrate, après avoir exposé dans la première
partie de son premier Aphorisme, les raisons per-
sonnelles aux Médecins qui font que peu de malades
sont bien gouvernés , indique dans la seconde partie
celles qui tiennent aux malades , à ceux qui sont
chargés de l'exécution des ordonnances et à d'autres

circonstances extérieures qui produisent le même effet.
*Nec verò satis est Medicum suum fecisse officium ,
nisi suum quoque ægrotus, suum astantes faciant,
sintque externa ritè comparata.*

En effet, quelqu'habile que soit un Médecin, quelqu'assidu qu'il soit auprès de ses malades, c'est en pure perte pour eux, si ses ordonnances ne sont pas exécutées avec fidélité.

Or, il est aisé de faire voir que très-souvent cette fidélité est altérée en bien des points.

Les ordonnances des Médecins ont pour objet principal, la diète et les remèdes.

Un Médecin, en prescrivant la diète d'un malade, règle non-seulement sa nourriture et sa boisson ordinaires, mais encore s'il doit être levé ou couché ; de quelle manière il doit être couché et couvert dans son lit, la qualité et la température de l'air qu'il doit respirer ; quand et comment il faut le changer, de quelle manière il faut s'y prendre pour le remuer dans certaines circonstances. Aucun de ces détails n'est indifférent dans bien des maladies.

A l'égard des médicamens simples ou composés, ceux qui sont simples, se préparent souvent à la maison, comme les infusions, les décoctions ; les autres sont préparés chez les Pharmaciens.

Supposons que les malades soient très-disposés à exécuter scrupuleusement les ordonnances des Médecins, le contraire n'arrive que trop souvent, mais plus rarement dans la classe distinguée que dans celle du peuple.

Supposons

Supposons aussi que l'on ait tout à attendre de la
fidélité et de l'exactitude de ceux qui entourent ou
visitent le malade, il restera l'article du Pharmacien.
Hé ! pourquoi, parmi les vérités dont nous nous oc-
cupons, hésiterions-nous d'aborder l'une des plus
importantes ? Les qualités que l'intérêt social exige
d'un Médecin ne sont pas moins nécessaires au Pharmacien, qui doit donner de plus à la société, par l'état
de sa fortune, une sorte de garantie de la bonté de ses
médicamens et de la fidélité de leurs préparations. En
nous plaisant à rendre un hommage mérité aux Pharmaciens qui, par leurs talens distingués et leur scrupuleuse sévérité pour tout ce qui tient à leur importante
profession, se sont rendus dignes de l'estime et de la
confiance publique, nous sommes obligés de convenir
qu'il s'en trouve, comme dans toutes les professions
possibles, qui ne sont pas exempts de reproches ; parmi
ces derniers, il en est qui ont des médicamens mal
choisis, ou mal préparés, ou trop anciens, et sous ce
rapport, devenus quelquefois extrémement dangereux ;
quelquefois ils sont mal pesés ; d'autres fois on manque
d'un médicament ordonné et on se permet d'en substituer un autre sans en prévenir le Médecin, qui devrait
toujours être consulté sur ces changemens ; il n'est
pas même sans exemple que des médicamens préparés
pour un malade ont été donnés à un autre ! Que penser
de ceux qui, par un genre d'intérêt que nous ne voulons
pas qualifier, osent substituer une substance sans
valeur et au moins inutile, à une substance précieuse,
sur laquelle seule pouvait reposer tout espoir de salut !
Ainsi, dans l'état actuel de la science, le quinquina

3.

est le seul spécifique connu contre les fièvres pernicieuses, le Médecin l'ordonne pour ce cas, le Pharmacien le remplace par de l'écorce de saule ou de
bouleau, le malade succombe faute d'avoir fait usage
du végétal précieux qui lui eut conservé la vie ; et
l'opinion publique, unie à sa famille au désespoir,
punit quelquefois le Médecin d'un malheur qui n'est
que le résultat nécessaire de la conduite de l'homme
qui a sacrifié l'existence de son semblable à son ignorante et criminelle cupidité.

De plus, l'expérience nous apprend que les ordonnances des Médecins ne sont pas toujours exécutées,
ou qu'elles le sont souvent très-mal. Les parens, les
amis, les gardes, les domestiques, tous ceux qui en-
vironnent le malade ont leur prévention, leur sentiment ; ils n'ont pas toujours pour le Médecin qui le
gouverne, la même confiance que lui ; s'il y a plusieurs
Médecins, et qu'ils ne soient pas tous du même avis,
ce qui arrive souvent, la diversité d'opinions est
connue ; alors l'un épouse le sentiment de celui-ci,
l'autre le sentiment de celui-là ; ce n'est point l'avis
de la pluralité des Médecins qui l'emporte, c'est celui
qu'approuve la personne qui a le plus de crédit dans
la maison ; souvent même c'est la garde, ou un domes-
que, ou la femme de chambre, qui décide en dernier
ressort.

Lors même que les Médecins sont d'accord, et que
ceux qui sont chargés de l'exécution ont la meilleure
volonté de remplir leur devoir, ils y manquent souvent
de bien des manières, par défaut d'intelligence ou
d'adresse : le malade est trop couvert dans son lit, ou

ne l'est pas assez ; on lui tient la tête trop haute ou
trop basse ; l'air de sa chambre est trop chaud ou trop
froid ; il n'est pas renouvellé assez souvent, ou on le
renouvelle dans des momens qui ne sont pas convenables ; les bouillons sont trop forts ou trop faibles,
on en donne trop souvent ou trop rarement ; on les
donne trop grands ou trop petits ; on change le
malade dans des momens où il est trop faible,
ou lorsqu'on devrait favoriser un commencement de
sueur, et l'on ne le change pas lorsqu'il aurait besoin
de ce soulagement ; on le remue avec trop peu de mé-
nagement et d'adresse, ou, par une crainte mal en-
tendue de lui-même, on le laisse dans une position
incommode et gênante.

On fait encore des fautes plus graves dans l'admi-
nistration des remèdes, proprement dits : des changemens, des accidens inattendus, doivent déterminer à
suspendre, à diminuer, éloigner ou rapprocher les
doses. Il est essentiel, et souvent décisif, de distinguer
ces changemens et ces accidens de ceux qui, non-seulement permettent, mais qui, de plus, exigent qu'on
suive à la lettre ce qui a été ordonné.

Ces réflexions fournissent une nouvelle preuve, et
cette preuve est convaincante, que pour qu'un malade
soit bien gouverné dans certaines maladies, il faudrait
qu'il eut auprès de lui, jour et nuit, un bon Médecin.
Il n'y a en effet, dans bien des cas, que la présence du
Médecin qui puisse assurer l'exécution éclairée et
exacte de ses ordonnances. Voyant tout, il est plus en
état de fixer le moment de l'à-propos de chaque chose ;
il dirige l'adresse de ceux qui servent les malades ;

tous les remèdes lui passent par les mains, il peut s'assurer de leur qualité et de leur dose, et, ce qui est un
point très-important, il n'est point exposé par de faux
rapports, à attribuer à des médicamens qui n'ont point
été donnés, un bien ou un mal qui vient de toute
autre cause. Car quand on ne donne pas les médicamens prescrits, ou qu'on en donne d'autres, on a
grand soin de le laisser ignorer aux Médecins. Cependant rien n'est plus propre à jeter dans des erreurs
très-nuisibles aux malades.

Ainsi, les trois conditions nécessaires pour être bien
gouverné dans les maladies, manquant souvent, même
chez les personnes de la plus haute distinction, il est
très-évident que les hommes les plus attachés à la
vie, s'exposent à la perdre par les moyens mêmes qui
fortifient leur sécurité.

L'ensemble de ces considérations doit paraître alar-
mant, surtout à ceux, et c'est le très-grand nombre,
que leur fortune ne met pas en état de se procurer dans
leurs maladies des secours si recherchés. Il est juste
de tâcher de modérer leur inquiétude par quelques
remarques.

Première remarque.

En exposant ce qu'il faut faire pour être bien traité
dans les maladies, nous avons cru devoir établir la
règle dans toute sa perfection, afin qu'elle fut suivie
en son entier par les personnes opulentes, et que les
autres s'en rapprochassent le plus qu'il leur serait
possible. C'est la conduite qu'on doit tenir quand on
établit des règles sur quelque matière que ce soit.

Elles doivent toujours être présentées dans toute leur étendue ; les suit exactement qui peut. Les autres , s'ils sont raisonnables, s'en écartent le moins possible. N'ayant alors aucun reproche à se faire, ils doivent abandonner le succès à la Providence , qui dispose de tout comme il lui plaît, et qui souvent supplée à ce qui manque du côté des hommes, quand on s'est mis dans l'ordre, en faisant tout ce que les circonstances permettaient. Voilà déjà une première remarque qui doit consoler beaucoup ceux qui , ne pouvant se procurer dans leurs maladies tous les avantages dont nous avons parlé, savent se soumettre aux ordres de la Providence.

Seconde remarque.

Il ne faut pas croire que les fautes qui se commettent dans le traitement des maladies soient toutes d'une égale conséquence. Il y en a qui causent la mort , ou promptement, ou à la suite de maladies chroniques , causées par une maladie aiguë mal traitée. Celles-là sont très-graves. Qu'il serait consolant de pouvoir assurer qu'elles sont très-rares !.... Il y a des fautes qui augmentent seulement le danger de la maladie, sans empêcher cependant qu'on ne recouvre à la fin une santé plus ou moins parfaite. Celles-là sont encore fort graves. Mais il y en a qui ne causent qu'un retardement médiocre dans la guérison , sans aggraver le danger de la maladie , et sans augmenter beaucoup le nombre de ses accidens. Enfin , il y a des fautes assez légères pour ne produire presqu'aucun mauvais effet.

Troisième remarque.

Il y a des maladies, et c'est heureusement le plus
grand nombre , qui , pour être bien traitées , ne demandent ni un Médecin très-habile , ni une grande
assiduité de sa part, ni une exactitude scrupuleuse,
ou difficile à garder, dans l'exécution des ordonnances.
Ainsi, dans les cas les plus fréquens , ce qui peut
manquer du côté de l'habileté , du zèle et des soins, ne
peut avoir des suites bien fâcheuses. Cependant,
comme les malades et ceux qui les approchent , ne
sont que rarement en état de faire ce discernement, il
est toujours très-imprudent de ne pas faire choix du
meilleur Médecin que l'on puisse se procurer. Il jugera
mieux que personne du degré d'assiduité qu'exige la
maladie , et de l'attention qu'il doit donner à l'exécution de ses ordonnances.

Quatrième remarque.

Enfin , ce qui doit surtout rassurer les personnes de
toutes les classes , sans cependant justifier les impru-
dences journalières que l'on commet dans une matière
si importante , c'est que la nature est assurément le
premier des Médecins ; et tellement le premier , que
les autres ne doivent marcher qu'à sa suite. Ils ne se
conduisent savamment et sagement, qu'autant qu'ils
l'imitent ; qu'ils se contentent de l'aider , en la forti-
fiant , si elle est faible , et en ôtant les obstacles qui
s'opposent à ses opérations ; de la retenir en modérant
son action , si elle est trop forte ; de la guider , si elle
s'égare , en attirant sur des parties peu importantes ,
une matière nuisible dont elle cherche à se débar-

rasser , mais qui se trouve mal placée, ou qu'elle placerait mal. Voilà en quoi consiste l'art du Médecin. Notre machine est si divinement construite , qu'elle renferme les principales ressources dont elle a besoin pour se rétablir ; et elle y parvient souvent , non-seulement sans le secours de l'art , mais de plus , malgré les obstacles que mettent des Médecins mal habiles à son opération par des remèdes mal ordonnés.

Cette dernière remarque présente une des principales sources de l'illusion du public , dans les jugemens qu'il porte des Médecins. Un homme connu meurt , quoique bien traité , parce que sa maladie était au-dessus de toute espèce de secours ; on attribue sa mort au Médecin ; et s'il n'a pour lui que son mérite, s'il n'y joint pas un peu d'adresse , d'intrigue , de cabale , pour se garantir des suites de cet injuste jugement, il perd sa réputation. Un autre , par l'effet des ressources de la nature , guérit d'une maladie médiocre en elle-même , mais qui a paru dangereuse, et qui l'est réellement devenue par l'effet des remèdes contraires qui ont été ordonnés ; qui ont rendu la guérison plus inquiétante, plus douloureuse, plus longue ; qui sont cause d'une convalescence plus traînante, plus laborieuse , plus sujète aux rechûtes ; on attribue néanmoins cette guérison à son Médecin, on le préconise; et s'il sait profiter de l'occasion , s'il sait se vanter de ses prétendus miracles , se faire valoir , se procurer des partisans , il acquiert de la vogue.

C'est ainsi que le public juge ; c'est ainsi que souvent de très-bons Médecins demeurent dans l'obscurité , tandis que de très-mauvais, ou du moins de très-médiocres, jouissent d'une gloire usurpée.

Aussi, pour apprendre à connaître les Médecins, à démêler dans la foule des médiocres ou des mauvais, ceux qui honorent leur profession par leur sagesse et leurs lumières, nous n'avons indiqué pour règle, ni leurs succès, ni leurs malheurs. Rien ne serait plus trompeur que cette règle. Nous croyons qu'à choses égales, les bons Médecins guérissent plus souvent que les autres; mais nous croyons en même-tems que les médiocres ou mauvais sont ceux qui voient le plus de maladies dangereuses. Elles sont si souvent le fruit de leur incapacité !.... Un homme habile sait les prévoir; ainsi, la solidité même de ses succès en diminue l'éclat. D'ailleurs les hommes supérieurs se permettent plus rarement leur propre éloge, et ne mentent jamais. Ce n'est donc, on ne peut trop le répéter, ni par leurs succès, ni par leurs malheurs qu'on doit aprécier les Médecins.

Après l'exposé que nous venons de faire des différens moyens qu'on doit employer pour être bien traité quand on est malade, nous pourrions regarder comme superflu, d'avertir qu'il faut appeler le Médecin dès le premier moment des maladies, et de montrer combien cette précaution est importante. Mais il y a tant de gens qui ont l'imprudence de la négliger, même parmi les personnes les plus fortunées; on voit d'ailleurs tant de personnes envisager leurs affaires ou leurs plaisirs comme des objets plus importans que leur santé, que nous ne croyons pas devoir terminer ces considérations sans faire quelques réflexions sur cet abus.

Première réflexion.

Bien des maladies qui deviennent graves et qui durent long-tems , auraient été très-légères , et se seraient bientôt terminées , si dès le commencement on n'eut pas omis les remèdes convenables , ou si l'on n'en avait pas fait de nuisibles. C'est ce que les Médecins n'ont que trop d'occasions de remarquer , lorsqu'ils sont appelés près des malades qui ont commencé par se livrer à ces *routiniers* , qui ne savent que distribuer au hasard , des saignées et des purgations. Imitateurs ineptes et grossiers de la conduite extérieure des Médecins , leur ignorante sécurité donne la mort avec les mêmes remèdes qui , dans d'autres mains , opèrent tant de guérisons. C'est donc souvent un moyen d'éviter une grande maladie , que d'appeler d'abord un Médecin éclairé; et par conséquent une grande imprudence de ne le pas faire.

Seconde réflexion.

Lors même qu'une maladie est dès le commencement de nature à devenir grave , malgré les médicamens les plus sagement ordonnés , il importe beaucoup que les premiers instans soient bien employés ; souvent toute la suite en dépend. Une saignée ou un vomitif omis ou employé mal à propos dans les premiers momens d'une maladie , décident souvent du sort du malade ; cette vérité n'a pas besoin de démonstration. C'est donc courir les risques de manquer les momens les plus précieux et les plus décisifs dans les maladies , et par conséquent c'est commettre une grande imprudence que de ne pas appeler un bon Médecin dès qu'elles commencent.

Troisième réflexion.

Il serait fort à souhaiter pour les malades , qu'ils pussent distinguer dans le commencement d'une maladie, si par elle-même elle est grave ou légère , mais ce n'est qu'au hasard qu'ils en jugent ; et , comment ne s'y tromperaient-ils pas ? Des maladies très-graves de leur nature , commencent souvent comme les plus légères , du moins au jugement de ceux qui ne sont pas de l'art ; elles trompent même beaucoup de Médecins : telles sont spécialement les fièvres pernicieuses. On connaît, au contraire , des maladies fort légères , comme les fièvres éphémères ou de peu de durée , qui présentent quelquefois, dès les premiers momens, des symptômes de maladies graves. Dans cet état d'incertitude et en matière aussi importante , ne pas prendre le parti le plus sûr, en s'adressant aussitôt à un homme éclairé , c'est commettre une imprudence inexcusable.

Quatrième réflexion.

Quand on supposerait que, par hasard , le malade a été assez bien traité jusqu'au moment où le Médecin a été appelé , on ne serait pas à l'abri de tout reproche ; le caractère de la maladie peut être obscur ; et , dans ce cas , en supposant même de l'exactitude et de la sincérité dans le récit des parens ou des domestiques , croit on qu'il soit possible à un Médecin de se faire une idée aussi juste de ce qui s'est passé, que s'il en avait été témoin ? Le retard ajoute à l'obscurité de la maladie déjà assez grande ; cependant le besoin paraît pressant ; le malade est mal ; quel parti prendra le Médecin ? S'il agit, il risque de se tromper, faute

d'être guidé par une lumière suffisante ; s'il attend
qu'un examen personnel puisse diriger plus sûrement
sa conduite, la maladie fait à chaque instant des
progrès ; les dangers se présentent de toutes parts, et
le malade devient souvent victime de sa propre imprudence.

Cinquième réflexion.

Enfin, quand on serait sûr qu'une maladie est légère, et qu'un *routinier* suffit pour la traiter, est-ce
entendre ses intérêts que de ne pas profiter de cette
circonstance pour s'attacher un habile Médecin, pour
n'en pas faire son ami ? Les devoirs de l'amitié sont si
doux à remplir ; on s'y livre avec tant de fidélité et
de persévérance ; ils l'emportent par tant de côtés sur
les devoirs ordinaires d'une profession dont on n'é-
prouverait que les désagrémens ! Celle de Médecin ne
présente pour tout dédommagement des inquiétudes
et des fatigues qui l'accompagnent, des jugemens
rigoureux et si souvent injustes du public, que quelques
momens de joie intérieure, qui même sont plutôt des
momens de consolation que de joie. Tout ce qu'ils
peuvent espérer et désirer, c'est de n'avoir communément à traiter que de ces maladies qui ne tour-
mentent point par l'obscurité des indications, et qui
se terminent heureusement. C'est donc les fixer à
l'état le plus triste et le plus malheureux que de ne
les point appeler dans ces occasions consolantes ; que
de ne demander leur secours que dans les grandes
maladies. En effet, quelle position pour un homme
sensible, d'être sans cesse témoin des souffrances d'un

malade, du désespoir d'une femme ou d'un mari, des frayeurs d'une famille éplorée, des larmes de l'amitié! Qu'on joigne à ces spectacles déchirans, les angoisses intérieures et continuelles que font éprouver les incertitudes qui accompagnent le traitement des grandes maladies ; le chagrin de voir, de sentir l'inutilité du zèle, des soins, des lumières ; et qu'on trouve, s'il est possible, une profession plus affligeante! Qu'on ne dise pas que d'heureux succès dédommagent de tous ces maux, c'est une compensation ; mais elle est de courte durée, au lieu que les déplaisirs sont quotidiens et continus. Il y a donc une sorte de dureté à priver un homme instruit, honnête, et qui se livre sans réserve au bien de la société, de l'unique consolation qui puisse le soutenir dans une position si pénible : c'est le jeter dans le dégoût d'un état qu'il faut aimer pour le bien remplir, et dont on cesserait d'être digne en devenant insensible.

Nous n'avons pas ménagé les Médecins dans ces considérations, nous n'y avons caché aucun de leurs torts; mais on a dû remarquer aussi que les malades doivent très-souvent s'imputer à eux-mêmes les fautes de leurs Médecins.

Rien n'est plus important, puisqu'il s'agit de la santé et de la vie, mais communément, rien n'est moins réfléchi que le choix d'un Médecin. On est parvenu à porter dans une affaire aussi sérieuse, la même frivolité que dans les choses de mode et de fantaisie ; on va plus loin, car on met, et plus d'attention, et plus d'importance à des objets de luxe et de faste, à des plaisirs qui ruinent la santé, qu'à la recherche de l'homme de génie, de l'homme savant et expérimenté qui se sacrifie à la conservation d'un bien sans lequel la jouissance de tous les autres serait anéantie.

Les contre-coups d'une conduite si discordante, avec l'impatience que montrent les enfans gâtés de la fortune, pour tout ce qui peut les rendre heureux, frappent de proche en proche sur toutes les classes de la société ; un Médecin a besoin, pour se soutenir dans la pénible carrière où il s'est engagé, qu'une considération personnelle, uniquement attachée à la supériorité de ses talens et de ses connaissances, à sa fidélité à remplir ses devoirs, soit le prix des efforts et des sacrifices qu'il fait pour se rendre utile ; s'il n'est pas sûr de l'obtenir, ses efforts se ralentiront ; et, si l'on peut se procurer ce prix avec moins de talens et de moindres travaux, une foule d'hommes médiocres ou même ineptes, s'élanceront avec confiance dans la carrière d'une profession dont ils s'éloigneraient d'eux-mêmes si les rangs étaient fidèlement gardés. Ce sont donc les personnes opulentes et de marque qui empêchent les bons Médecins de se former et de se multiplier, et qui enhardissent cette foule qui en usurpe le nom, les fonctions et la récompense.

En effet, ce sont les personnes de cette classe sur qui les talens extérieurs ont le plus de prise. La souplesse associée à un ton grave et imposant, l'art de s'attribuer des succès imaginaires et de se louer sans pudeur en conservant les apparences de la modestie, voilà ce qui suffit quelquefois pour donner la plus grande vogue : ceux qui aspirent à l'obtenir à leur tour , sont conduits par l'exemple à s'occuper principalement du soin de se faire un parti , de se faire craindre de ceux qui pourraient disputer la préséance avec quelque avantage ; de les dénigrer sourdement, imperceptiblement , mais sans relâche. C'est ainsi, que de proche en proche, les mauvais Médecins deviennent innombrables, et que ceux qui sont nés avec du génie et de la probité , qui ont contracté, dans l'étude et l'application , l'habitude d'être simples et modestes, deviennent plus rares, et d'ailleurs sont moins connus. .... Les personnes distinguées donnent cette impulsion sans s'en apercevoir , et contre leur propre intérêt : placées à une distance qui en impose au public, il dépend d'elles de substituer aux ravages de l'avidité et de l'intrigue, la bienfaisance et les secours inséparables des vrais talens. La science de guérir s'exerce par les mêmes moyens à l'égard des hommes de tous les états : ainsi , ceux qui sont d'un ordre supérieur ont le plus grand intérêt au perfectionnement général d'une science dont ils éprouvent nécessairement les effets funestes ou salutaires. Cette réflexion devrait suffire pour diriger toujours les regards et l'attention de cette classe d'hommes sur les meilleurs Médecins. Il s'agit de leur bonheur en tout genre, parce qu'il s'agit de la santé et souvent de la vie ; d'ailleurs un nouveau motif se joint à de si grands intérêts , celui de devenir les bienfaiteurs de l'humanité , en excitant une émulation qui tournera au profit de toutes les classes de la société.

Nous avouons, Messieurs, avec une sorte d'orgueil,

qu'il nous a fallu un peu de courage pour oser aborder des vérités, qui, par leur importance, peuvent toucher les intérêts et l'amour-propre de quelques personnes ; mais si la Médecine appartient à l'humanité entière, si son but unique et constant est la conservation de la santé et de la vie des hommes, les vérités que nous avons développées dans cet opuscule, obtiendront le suffrage des vrais Médecins ; et à ce titre, ce n'est pas dans cette respectable réunion que nous devons craindre de rencontrer quelqu'un qu'elles puissent avoir blessé ; nous avons même l'amour-propre de nous croire à l'abri du soupçon d'avoir eu l'intention de faire quelqu'application indigne de notre caractère. Nous avons attaqué des abus disséminés dans toute l'Europe policée, et connus de tous les Médecins observateurs et philantropes. Nous croyons la manière dont nous avons traité cette question, à peu-près neuve, du moins, nous ne connaissons rien de semblable ; si le motif qui nous a fait prendre la plume n'est pas couronné du succès que notre amour pour l'humanité et notre respect pour la science de guérir nous font désirer, du moins, nous osons nous flatter de n'avoir pas crié dans le désert, et qu'avec le tems, une sainte croisade de tous les Médecins dignes de ce titre, se formera pour éclairer les hommes et les Gouvernemens sur les intérêts les plus chers à la Société, *la santé et la vie.*

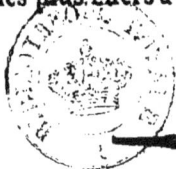

www.ingramcontent.com/pod-product-compliance
Lightning Source LLC
Chambersburg PA
CBHW061208220925
32969CB00045B/1650